ÉTUDE

SUR LES

PERFORATIONS DE LA CLOISON

INTERVENTRICULAIRE

DANS

L'ENDOCARDITE ULCÉREUSE

PAR

Henri-Charles FOURNIER

Docteur en médecine de la Faculté de Paris,
Ancien externe des hôpitaux de Paris,
Médailles de bronze de l'Assistance publique,
années 1880 et 1883.

PARIS
A. PARENT, IMPRIMEUR DE LA FACULTÉ DE MÉDECINE
A. DAVY, successeur
52, RUE MADAME ET RUE MONSIEUR-LE-PRINCE, 14

1884

ÉTUDE

SUR LES

PERFORATIONS DE LA CLOISON

INTERVENTRICULAIRE

DANS

L'ENDOCARDITE ULCÉREUSE

PAR

Henri-Charles FOURNIER

Docteur en médecine de la Faculté de Paris,
Ancien externe des hôpitaux de Paris,
Médailles de bronze de l'Assistance publique,
années 1880 et 1883.

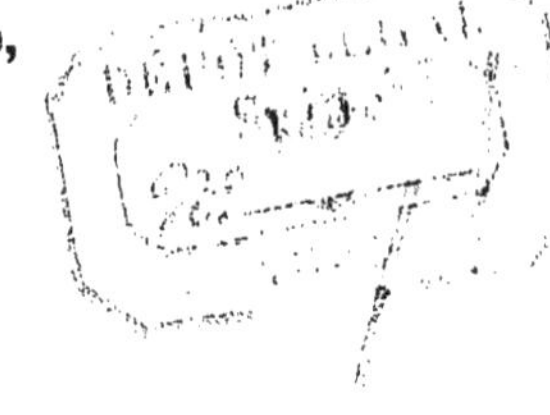

PARIS
A. PARENT, IMPRIMEUR DE LA FACULTÉ DE MÉDECINE
A. DAVY, successeur
52, RUE MADAME ET RUE MONSIEUR-LE-PRINCE, 14

1884

ÉTUDE

SUR LES

PERFORATIONS DE LA CLOISON

INTERVENTRICULAIRE

DANS L'ENDOCARDITE ULCÉREUSE

AVANT-PROPOS.

L'étude des perforations de la cloison interventriculaire a donné lieu, jusqu'à ce jour, à un grand nombre de travaux. Mais ceux-ci se rapportent, pour la plupart, aux communications anormales des cavités cardiaques, résultant d'un arrêt de développement et consécutives à un rétrécissement de l'artère pulmonaire. Le chapitre de la cyanose est riche en faits de ce genre.

On a moins étudié les ruptures accidentelles de la cloison ou résultant d'un traumatisme. Il n'en existe, d'ailleurs, dans la science qu'un nombre de cas très restreint.

La troisième classe des perforations comprend celles

qui doivent leur origine à un état pathologique des cavités du cœur. Il ne semble pas qu'elles aient fixé beaucoup plus l'attention des observateurs. En dehors du chapitre que Pelvet leur a consacré dans sa remarquable thèse, nous n'avons trouvé sur ce sujet que des renseignements fort vagues dans les nombreux ouvrages que nous avons consultés.

C'est avec un réel étonnement que nous avons constaté le manque absolu d'indications bibliographiques sur la perforation résultant de l'endocardite ulcéreuse.

Cette complication a été, il est vrai, très rarement observée jusqu'ici. Peut-être n'a-t-elle pas toujours été assez soigneusement recherchée?

Quoi qu'il en soit, notre attention a été attirée sur cette question, pour le moment fort limitée.

Il nous a été donné d'en observer, l'an dernier, un très remarquable exemple, dans le service de notre excellent maître, M. le professeur Laboulbène. Les résultats de l'autopsie, l'histoire clinique du malade, nous ont même paru présenter un tel intérêt, que nous n'avons pas hésité, encouragé par les bienveillants conseils de M. le Dr Merklen, à en faire le sujet de notre thèse inaugurale.

Notre travail sera forcément très incomplet. Mais nous serons heureux s'il peut appeler sur la question de nouvelles recherches.

Observation I (personnelle).

Endocardite ulcéreuse secondaire. — Rétrécissement et insuffisance aortiques. — Perforation de la cloison interventriculaire. — Cyanose.

B..., Louis, né à Paris, âgé de 26 ans, tonnelier, entre, le 4 septembre 1883, à la Charité, salle Saint-Michel, n° 26, dans le service de M. Laboulbène, suppléé par M. le Dr Merklen.

Antécédents héréditaires. — Père mort d'une affection cardiaque? Frère souffrant de palpitations?

Antécédents personnels. — Entre sa dixième et sa quinzième année, le malade eut des accès fébriles qui se renouvelèrent plusieurs fois. Mais il ne peut fournir aucun renseignement sur leur durée et leur évolution.

A 20 ans, douleurs articulaires, accompagnées de légères palpitations.

Ces phénomènes s'exagèrent au service militaire.

Libéré il a deux ans, B... devient garçon marchand de vins, et un peu plus tard tonnelier.

Il travaille dans des lieux humides, et fait grand abus d'alcool.

Blennorrhagie au commencement de 1883.

Le 17 mai dernier, il est admis, pour un purpura et des douleurs rhumatismales, à l'hôpital Necker, dans le service de M. le professeur Potain, où il occupe le lit n° 36 de la salle Saint-Luc.

Nous devons à l'obligeance de M. Duflocq, interne de la clinique, les renseignements suivants sur l'état du malade à cette époque :

« Début, dimanche 13 mai, dans la soirée. Le malade s'est aperçu, en se couchant, qu'il avait une douleur dans le pied droit ; le lendemain, il constata de la rougeur et du gonflement.

« En même temps, perte de l'appétit et fièvre. Depuis, la douleur a augmenté et a pris un caractère lancinant.

« Le jour de l'entrée à l'hôpital, on constate un gonflement de la partie inférieure de la jambe.

« L'œdème remonte jusqu'au tiers supérieur sur la face interne du membre. Au même niveau se montrent des plaques dont la coloration varie du rouge vif au rouge lie de vin, et ne s'effaçant pas à la pression.

« Sur la face externe, petits îlots de plaques semblables.

« Ganglions dans l'aine. Pas d'écorchure au pied.

« A l'auscultation du thorax on entend quelques râles disséminés en arrière.

« Au cœur, battements lents, irréguliers par instants, sous l'influence de la respiration.

« A la base, souffle diastolique.

« La mensuration de l'organe donne 14 centimètres dans les deux sens.

« B... sort guéri de son purpura le 3 juin 1883. »

Depuis cette époque, il s'est graduellement affaibli.

Etat actuel. — 4 septembre 1883.

Facies anémique, légèrement bouffi.

Les traits expriment l'abattement.

Céphalalgie intense.

Langue sale. Inappétence. Soif vive.

La peau est chaude, couverte de sueur.

Cœur. — Hypertrophie manifeste à la percussion.

A la pointe, aucun bruit anormal. Au foyer d'auscultation de l'orifice aortique, souffle diastolique très net.

Souffle, au premier temps, râpeux et vibrant.

Le doigt, déprimant les téguments au-dessus de la fourchette sternale, perçoit un frémissement très marqué, correspondant au passage du sang dans l'aorte.

Rien dans les poumons.

Urine normale.

Aucun changement notable ne se produit pendant quelques jours.

Chaque soir, mouvement fébrile intense.

Médication :

Sulfate de quinine.. 0 gr. 50 centigr.

9 septembre. Le malade accuse une douleur vive au niveau de l'hypochondre droit.

Le ventre reste souple et indolent dans son ensemble.

L'état général est devenu très mauvais.

Phénomènes cardiaques stationnaires.

Vésicatoire sur la région du foie.

Température : matin, 38°; soir, 39°,3.

Le 11. Légers frissons, se répétant à intervalles rapprochés.

Température vespérale : 40°,8.

Le 12. Persistance de la douleur de la région hépatique.

Le malade est considérablement affaibli. Il répond avec nonchalance aux questions.

M. le Dr Merklen diagnostique une endocardite septique.

Médication :

Julep { Rhum...................... 20 gr.
Extrait mou de quinquina... 4 gr.

Suppression du sulfate de quinine.

Le 13. Douleurs articulaires.

Température : matin, 37°,5 ; soir, 40°.

Le 14. Les douleurs ont augmenté.

Salicylate de soude.......... 6 gr.

Pendant les trois jours suivants, état stationnaire. La fièvre n'a plus de rémission matinale.

Le 19. Abattement extrême.

Le malade est plus oppressé. Pourtant, l'auscultation du cœur et des poumons ne dénote rien de nouveau.

Vésicatoire sur la région précordiale.

Pour la première fois on trouve de l'albumine dans l'urine.

Le 20. Battements du cœur tumultueux. La nuit a été très mauvaise.

Prescription :

Sirop de morphine.
Digitale................ 30 centigr.

Je vois le malade dans la soirée. Il se plaint d'étouffer davantage.

Aucune modification dans les souffles du cœur.

Application de 40 ventouses sèches sur le thorax.

Le 21. La dyspnée est devenue très considérable. Le

malade éprouve un sentiment d'angoisse extrême. Son visage est bouffi, couvert de sueur.

La main, appliquée sur la région du cœur, perçoit un frémissement très net.

A l'auscultation, souffle systolique de la pointe, très marqué, qui fait penser à la production d'une insuffisance mitrale.

Dans la soirée, ces phénomènes sont considérablement exagérés.

Le frémissement est devenu énorme et le souffle de la pointe d'une extrême intensité.

Ce souffle se propage non seulement vers l'aisselle, mais il retentit si violemment dans toute la région précordiale, qu'il masque presque complètement le double soufffe préexistant de la base.

Le malade est tout à fait déprimé. La face présente une teinte bleuâtre, plus accusée aux ailes du nez, aux paupières supérieures et surtout aux lèvres. La pulpe des ongles est violacée.

La langue est sèche, les narines fuligineuses; la respiration est très accélérée.

Une sueur visqueuse couvre tout le corps.

A 9 heures survient une syncope.

L'interne de garde appelé prescrit des sinapismes et du sirop d'éther.

Le malade est complètement froid.

Le 22. A 6 heures du matin, il est absolument cyanosé, « tout noir », selon l'expression de la sœur du service, qui voit le patient dès son entrée dans la salle.

La mort suvient vers 7 heures, sans qu'il y ait eu perte complète de connaissance.

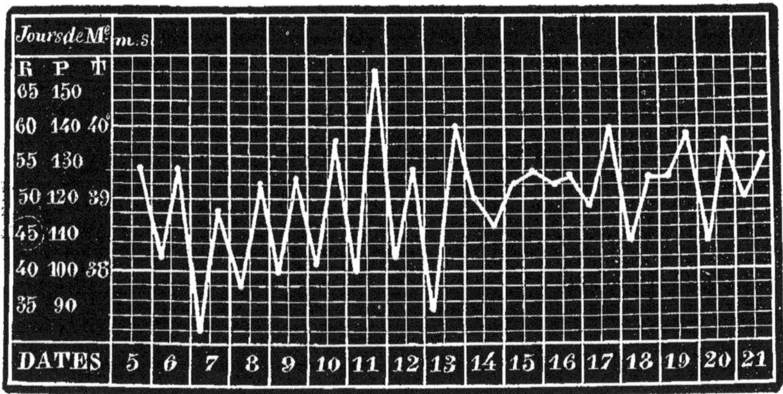

Autopsie. — Pratiquée vingt-cinq heures après la mort.

Le cadavre ne présente d'autre particularité qu'un certain degré de bouffissure de la face, avec teinte bleuâtre des lèvres et des ailes du nez.

Rien de particulier à noter dans la cavité crânienne, sauf un peu de congestion des méninges.

L'examen des organes thoraciques fournit les résultats suivants :

Les poumons sont congestionnés, surtout aux bases. Rien de particulier à la coupe. Pas de tubercules, ni de noyaux d'apoplexie.

Le péricarde, chargé de graisse, ne présente aucune trace d'inflammation.

Le cœur est énorme. L'hypertrophie porte sur les quatre cavités, mais elle domine surtout sur le ventricule gauche, dont les parois ont doublé de volume.

Rien à noter dans les oreillettes.

Ventricule gauche. — L'orifice auriculo-ventriculaire est normal.

La valvule mitrale est saine; ses bords ne sont pas épaissis.

Rien sur les piliers.

Le ventricule, dans ses trois quarts inférieurs et sur toutes ses faces, ne présente aucune lésion.

Il n'en est pas de même de sa partie supérieure.

Le cœur, étant ouvert par sa partie antérieure et l'aorte étalée, l'orifice de ce vaisseau offre les particularités suivantes :

La valvule la plus interne, ou droite, que nous appellerons, avec M. Barié, valvule de la cloison, est saine.

A l'union des sigmoïdes gauche et postérieure (fig. I), plusieurs paquets de végétations non pédiculées, implantées par une large base sur la plus grande partie des voiles membraneux, et principalement sur leur insertion à l'anneau fibreux.

La valvule la plus externe (par rapport à la cloison) est rigide. Elle a perdu sa disposition concave pour prendre l'aspect d'un voile dur, étalé. Son bord libre a donné naissance à une masse végétante assez grosse.

Sur la valvule sigmoïde postérieure, deux paquets de végétations couvrant la moitié de son bord d'insertion.

Un peu au-dessous du point de réunion de cette valvule avec celle de la cloison, dans la partie supérieure du septum cardiaque, on constate une perforation elliptique, ayant, dans son grand diamètre horizontal, environ 7 millimètres d'étendue et bordée en haut par une sorte de tractus fibreux qui semble pénétrer dans l'intérieur de la paroi interventriculaire.

Les bords de cette perforation sont un peu inégaux et déchiquetés.

Une grosse sonde cannelée introduite par l'orifice pénètre très facilement dans les parties droites du cœur.

Au-dessous, et sur la cloison même, on remarque une végétation assez grosse, à court pédicule, et, à côté, parmi plusieurs foyers d'ulcération très peu étendus, d'autres masses végétantes en voie de développement.

Toutes ces productions sont friables. On en enlève facilement des fragments par un léger grattage. Les plus grosses sont ulcérées et leurs bords ont donné lieu à des dépôts récents de fibrine.

Ventricule droit. — Les parois de cette cavité sont saines dans toute leur étendue, sauf en un point sur lequel nous reviendrons tout à l'heure.

L'orifice de l'artère pulmonaire est intact.

Pas de rétrécissement.

Le parois de l'infundibulum n'offrent aucune trace d'ulcération.

La valvule tricuspide, dans sa partie externe, est normale.

Sa valve interne, que nous appellerons aussi, par analogie avec le côté gauche, valve de la cloison, n'est point altérée dans ses trois quarts postérieurs.

A la partie antérieure de son insertion à l'anneau fibreux, et à celle de ses faces qui regarde le ventricule droit correspond une perforation en forme de petite nacelle allongée, à bords lisses et surmontée par une énorme végétation en chou-fleur représentant un volume de 2 centimètres cubes (fig. II).

Cette production s'élargit à mesure qu'on s'éloigne de son pédicule. Elle est ulcérée sur différents points.

D'après sa direction, elle ne semble pas entraver le jeu de la tricuspide. Son grand axe correspond à celui de l'infundibulum de l'artère pulmonaire, dont elle a dû obstruer partiellement la cavité sous l'effort de l'impulsion sanguine.

L'endocarde droit est rouge, vasculaire, autour de la perforation.

A gauche, l'inflammation est plus étendue et en rapport avec la confluence des altérations de la membrane.

Outre les lésions cardiaques, l'autopsie a montré les altérations suivantes :

Foie un peu gros; un point très limité de périhépatite.

Dans la rate, infarctus à la partie supérieure, bien limité par une zone de vascularisation.

Dans le rein droit, un bel infarctus.

Rien dans le tube digestif.

Réflexions. — Le cas d'endocardite ulcéreuse, que nous venons de rapporter, présente plusieurs particularités intéressantes.

La maladie frappe un ancien rhumatisant, alcoolique, vivant et travaillant dans de mauvaises conditions. Porteur d'une vieille affection aortique, cet homme entre à l'hôpital avec des symptômes typhoïdes. Ceux-ci sont, au bout de quelques jours d'observation, rapportés à leur véritable cause, l'endocardite septique. Bientôt des embolies se forment, la température s'élève rapidement, la prostration des forces atteint son maximum.

La maladie semble devoir suivre jusqu'au bout sa marche ordinaire et évoluer peu à peu vers le terme fatal par les seuls progrès de l'infection de l'organisme et des accidents emboliques, lorsque la mort survient rapidement au milieu d'accidents de cyanose.

L'autopsie révèle une perforation du septum cardiaque.

C'est au lieu d'élection habituel que celle-ci s'est produite. Elle ne paraît pas être le résultat d'un anévrysme de la cloison. Le septum a dû être pris en masse, ainsi que l'attestent les dépôts végétants sur ses deux faces. C'est donc à une endomyocardite perforante pure qu'il faut rapporter l'origine de la perte de substance.

Les caractères de la perforation ne laissent pas de doute sur sa formation récente, et d'ailleurs si elle eût été congénitale, le malade aurait présenté dans ses antécédents des symptômes spéciaux dont on ne retrouve chez lui aucune trace.

De l'ensemble des signes qui ont précédé la mort, on peut déduire que la communication entre les deux cœurs s'est faite d'une manière brusque et a entravé le mouvement circulatoire d'un manière complète.

Dans quel sens l'ondée sanguine traversait-elle la perforation?

On ne saurait résoudre cette question avec les données fournies par l'auscultation du malade.

La différence de largeur des orifices de la perforation ne saurait davantage entrer en ligne de compte pour cette détermination.

Selon nous, le passage du sang s'est fait des cavités gauches dans les droites pour les raisons suivantes :

1° A cause de l'énorme hypertrophie du ventricule gauche, très supérieure proportionnellement à celle du droit ;

2° Par suite de l'obstacle situé à l'origine de l'aorte, le sang s'est engagé plus facilement dans le trajet de la cloison.

Le mélange des deux sangs a donc dû s'opérer au niveau de la tricuspide et à l'entrée de l'infundibulum.

Mais ce n'est point ce mélange qui a déterminé la cyanose.

En admettant que la théorie du mélange des deux sangs fût vraie, et elle ne l'est pas, non seulement le sang noir n'a jamais été mélangé au cours du sang rouge, mais, au contraire, à chaque systole, du sang artérialisé a été lancé dans la petite circulation, de telle façon que l'artère pulmonaire aurait rapporté à ses divisions capillaires du sang déjà réoxygéné en partie, si toutefois l'échange de gaz peut se produire ainsi par simple contact.

Notre observation contredit donc de la façon la plus formelle la théorie de Gintrac.

Il faut chercher une autre explication aux phénomènes de cyanose que nous avons constatés.

Ainsi que nous l'avons dit, l'orifice de l'artère pulmonaire ne présentait aucun degré de sténose.

La présence de la masse végétante sous-tricuspidienne flottant dans la cavité de l'infundibulum, l'embarras qu'elle a apporté ainsi à la sortie du sang du ventricule, le mélange, ou mieux le choc des deux courants se faisant sentir à une distance très rapprochée des sigmoïdes pulmonaires, tous ces phénomènes réunis n'ont-ils pu, jusqu'à un certain point, réaliser les conditions physiques du rétrécissement, et amener, comme dans les observations classiques, la cyanose ?

Faut-il admettre que l'ondée sanguine lancée dans l'artère pulmonaire a déterminé, au niveau de celle-ci, les phénomènes du rétrécissement ordinaire par le seul fait de l'augmentation de volume de la veine liquide appelée à passer l'orifice?

Nous croyons qu'on peut expliquer la cyanose autrement que par ces hypothèses.

L'obstacle subit apporté au fonctionnement d'un cœur déjà malade, et altéré à l'un de ses orifices, a suffi à sa production rapide.

Nous ferons une dernière remarque. La température ne s'est pas sensiblement abaissée au début des phénomènes de cyanose, et le refroidissement du corps a été surtout apparent.

Il faut se garder d'oublier qu'il ne s'agissait pas ici d'une cyanose ordinaire, mais d'un accident survenu brusquement dans le cours d'une affection fébrile au plus haut point. Il est, du reste, probable que le thermomètre eût marqué une défervescence graduelle si le malade, au lieu d'être emporté aussi rapidement, avait encore vécu quelques jours.

DU SIÈGE DES PERFORATIONS DE LA CLOISON.

Le siège de la communication interventriculaire dans l'endocardite ulcéreuse est tout à fait remarquable.

On le rencontre à la partie supérieure de la cloison, au niveau de l'espace si bien décrit par Pelvet sous le nom de septum membraneux, mieux dénommé encore par Peacock undefended space, et situé immédiatement au-dessous des valvules sigmoïdes droite et postérieure.

« Vu par le ventricule gauche, il a la forme d'un rectangle allongé, ce qui permet de lui considérer quatre bords. Les deux supérieurs sont formés par l'angle rentrant qui résulte de la réunion des sigmoïdes droite et postérieure. Des deux côtés inférieurs du rectangle, l'un est formé par le bord supérieur de la partie charnue de la cloison; il est oblique de droite à gauche et de haut en bas. L'autre correspond au point d'insertion de la lame droite de la valvule mitrale à son anneau fibreux.

« Si on le considère par le ventricule droit, on voit que de ce côté il a des limites bien moins fixes. En effet, tantôt il répond entièrement à l'oreillette, tantôt entièrement au ventricule; mais, dans le plus grand nombre des cas, il fait partie de l'un et de l'autre à la fois.

Ces différences tiennent à ce que l'insertion de la valvule tricuspide varie avec les sujets. Il est important de préciser les rapports qui en résultent, à cause des communications qu'une perte de substance peut établir entre les cavités droite et gauche.

Il peut se présenter trois conditions :

1° Lorsque l'espace membraneux correspond entièrement à l'oreillette droite, cela tient à ce que la valvule tricuspide s'insère sur le côté inférieur du rectangle, au bord supérieur de la partie charnue de la cloison.

2° Lorsqu'il correspond en entier au ventricule, c'est que l'insertion de la tricuspide se fait très haut et empiète sur l'oreillette.

3° Enfin, lorsque les rapports ont lieu avec les deux cavités droites en même temps, et c'est le cas le plus fréquent, la valvule s'insère sur cet espace lui-même et le partage en deux portions. Mais la partie supérieure du rectangle, c'est-à-dire celle qui est comprise dans l'angle rentrant des valvules sigmoïdes, répond à l'oreillette, tandis que la portion inférieure correspond au ventricule. »

« La structure de cet espace est purement fibreuse. A ce niveau, les deux endocardes du cœur droit et du cœur gauche sont adossés l'un à l'autre, et forment à eux seuls la paroi interventriculaire.

« Il faut établir ici une distinction importante, et qui n'a pas été faite, entre la moitié inférieure et la moitié supérieure. La première est formée par les deux endocardes seuls, juxtaposés. Mais, dans la moitié supérieure, celle qui correspond aux valvules sigmoïdes, les deux lames s'écartent à partir de l'insertion de la tricuspide; et cet écartement est dû à ce que l'une de ces lames va tapisser l'oreillette, tandis que l'autre forme le remplissage entre deux des festons d'origine de l'aorte. Dans cette partie supérieure, il n'y a plus adossement des deux feuillets. Un tissu cellulaire plus ou moins abondant s'interpose entre eux. Il en résulte un petit espace entre l'origine de l'aorte et l'oreilette droite, dans lequel l'intérieur des deux cavités n'est séparé de l'extérieur que par un mince feuillet endocardique. Les points ainsi découverts sont pour le ventricule gauche la partie supérieure de l'espace membraneux, et pour l'oreillette droite un point dépourvu de fibres musculaires. qui est immédiatement situé au-dessus de la valve interne de la tricuspide. »

En avant et en arrière de l'espace membraneux sont des parties charnues, dont Polvet fixe ainsi les rapports :

La portion de la cloison, située directement au-dessous de la sigmoïde droite, répond au ventricule droit, et correspond à l'éperon saillant qui sépare l'infundibulum de la partie auriculaire; une forte épaisseur de tissu la sépare donc des cavités droites.

La partie située entre la sigmoïde droite et la gauche, au-dessous de leur angle rentrant, répond à l'infundibulum seul, un peu au-dessous des valvules semilunaires; en ce point, les parois sont peu épaisses.

L'espace qui se trouve au-dessous de la valvule gauche ne fait plus partie de la cloison; il répond à l'infundibulum, moitié à l'oreillette gauche, au-dessus de la valvule mitrale.

Dès 1855 le professeur Hauska, de Vienne, avait donné de l'espace membraneux la description suivante :

« Il existe, dans la closion interventriculaire, une

place assez étendue où la substance musculaire manque totalement et où la cloison n'est constituée que par l'endocarde des deux ventricules. Après avoir ouvert le cœur et fendu l'aorte, si l'on regarde la cloison par la gauche on aperçoit cet endroit immédiatement au-dessous de l'angle que forment les bords convexes des valvules semi-lunaires droite et postérieure de l'aorte. Il a la grandeur d'une fève et d'une amande, est mince, transparent, de forme allongée ou anguleuse. Cette place est strictement limitée par la substance musculaire qui envoie un faisceau de même nature le long du bord supérieur, d'avant en arrière. L'endocarde du ventricule droit y touche immédiatement celui de gauche, et ces membranes sont tellement minces que l'on aperçoit distinctement toutes les lignes courbes d'un doigt qu'on y a appliqué. Dans le ventricule droit, cet endroit est recouvert par un lambeau de la valvule tricuspide. »

Si l'on suppose, ajoute le même auteur, la membrane interne du cœur rendue friable et sans résistance par une endocardite, on pourra aisément comprendre avec quelle facilité s'établit une communication entre les deux ventricules.

M. le professeur Jaccoud, dans son article Endocardite du Nouveau dictionnaire de médecine et de chirurgie, insiste sur le peu de résistance offert par la partie supérieure de la cloison.

Lorsque l'inflammation se propage des valvules à la partie supérieure de la cloison, dit M. le professeur Jaccoud, elle peut atteindre précisément ce point du septum dépourvu de fibres musculaires, et où la cloison est constituée par le simple adossement de l'endocarde gauche et droit. La résistance à la pression du sang est beaucoup moindre en ce point, on le conçoit, et, lorsque le début du travail inflammatoire vient diminuer la cohésion et la résistance du tissu, il peut se laisser forcer et se rompre, d'où résulte une communication anormale entre les deux ventricules.

« Pareille communication serait assez fréquente, d'après Friedreich, chez le fœtus dans les inflammations des sigmoïdes pulmonaires, et servirait à expliquer la plupart des cas de perforations congénitales de la partie supérieure du septum, accompagnées des signes d'une indocardite éteinte de l'orifice pulmonaire.

« Cette lacération n'a point la signification des ulcérations qui caractérisent l'endocardite ulcéreuse ; c'est un fait quasi-mécanique résultant de la localisation particulière de la lésion. »

Les recherches d'Albini ont démontré que l'espace membraneux interventriculaire existe chez tous les mammifères, à l'exception du cheval.

Sur le cœur d'un chien que M. Bochefontaine a présenté à la Société anatomique, la perforation siégeait très exactement à ce niveau.

MECANISME.

« Les perforations interventriculaires, écrit Caubet, n'auraient souvent d'autre origine que des anévrysmes du cœur. »

C'est en effet par ce mécanisme que se produit fréquemment la communication des cavités dans l'endocardite ulcéreuse.

Ogle et Peacock (Trans. path. soc. 1852-58) ont décrit dans un cas, une large surface ulcérée, au-dessous de laquelle on remarquait une dépression profonde dont l'ouverture regardait le ventricule gauche, tandis que le fond aminci faisait saillie dans le ventricule droit. Il s'agissait d'un anévrysme de la cloison dont le sac constitué par la simple couche fort mince de l'endocarde droit formait une communication imminente entre les deux ventricules.

Pour M. Parrot, les anévrysmes de la cloison sont absolument unis, au point de vue clinique, à l'endocardite aiguë, et notamment à la forme ulcéreuse. (Art. Cœur, Dict. encyclop.)

La paroi ramollie dans toute son épaisseur cède à l'effort du sang et se déprime, en masse, grâce à la perte de résistance causée par la destruction de ses éléments élastiques. Il n'est pas nécessaire de faire intervenir l'influence des fibres musculaires pour expliquer la dilatation. Le plus souvent l'orifice se forme dans le point où le septum n'est que membraneux, et nous savons déjà que les perforations de l'endocardite se rencontrent presque exclusivement en cet endroit.

M. le professeur Jaccoud attribue à deux conditions principales la formation du pertuis interventriculaire.

La première est l'anévrysme. D'après lui, lorsque l'ulcération de l'endocarde est peu profonde au niveau de la cloison, les tissus sont simplement refoulés et forment un petit sac qui fait saillie dans le ventricule du côté opposé, ou mieux, un véritable anévrysme pouvant par sa rupture, amener une communication interventriculaire.

Dans la seconde il s'agit d'un travail inflammatoire plus rapide.

« Lorsque l'ulcération primitive de l'endocarde est plus profonde, et c'est le cas le plus commun, le septum est immédiatement rompu, et la perforation a lieu sans laisser à l'anévrysme le temps de se produire. »

Selon nous le mode de perforation directe est surtout en rapport avec l'étendue, la marche rapide des lésions et leur envahissement en profondeur.

Dans l'observation que nous avons rapportée, il n'est pas nécessaire de faire intervenir la production d'un anévrysme pour expliquer la rupture. La cloison, atteinte sur ses deux faces, a été rapidement altérée dans sa structure, et la cause la plus légère a dû en entraîner la perforation.

CARACTÈRES ANATOMIQUES.

Après avoir décrit le siège des perforations déterminées par l'endocardite ulcéreuse, il est indispensable de rechercher rapidement les signes à l'aide desquels on pourra les différencier des perforations congénitales. Ces dernières peuvent coïncider avec l'affection ulcérative, ainsi que le prouve l'observation de MM. Charcot et Vulpian, publiée en 1861 dans les Mémoires de la Société de biologie.

La distinction est d'autant plus nécessaire qu'on n'admettait guère, à une certaine époque, que les perforations par arrêt de développement. M. Houël, à propos du fait de Hirtz que nous relatons plus loin, fit remarquer, à la Société anatomique (janvier 1875), que la communication entre les ventricules occupant précisément le siège habituel dans le cas de lésions congénitales, on ne pouvait affirmer que cette communication fût récente.

Et tout en admettant l'existence à ce niveau de lésions inflammatoires, il insista sur ce fait qu'elles avaient pu se développer sur un orifice existant déjà depuis longtemps.

Lorsque l'endocardite est récente, il est facile d'en retrouver les traces, en différents points du cœur, surtout au niveau des valvules et de la perforation elle-même.

Ce sont des pertes de substance, des productions végétantes en amas ou isolées, s'insérant parfois sur le rebord des orifices de la communication et même à l'entrée du trajet. Dans quelques cas même, ajoute M. le professeur Jaccoud, il existe, au voisinage d'une perforation ancienne, une végétation polypiforme susceptible de l'obturer en jouant le rôle de clapet. Quelquefois on rencontre des points incrustés de matières calcaires ou des tubercules cartilagineux, ou de simples épaississements, des opacités, des colorations blanchâtres.

Les bords des orifices sont dentelés, sinueux, indurés.

Dans une observation de Laënnec, l'ouverture de la cloison des ventricules pouvait admettre une plume d'oie. Elle était placée dans le ventricule droit, au-dessous de l'une des lames de la valvule tricuspide et aboutissant dans le ventricule gauche au-dessous de la naissance des valvules sigmoïdes de l'aorte. De ce côté elle était assez lisse. Du côté du ventricule droit au contraire, et dans l'épaisseur de la cloison, sa surface était inégale, altérée, évidemment ulcéreuse et recouverte de concrétions fibrineuses.

L'ulcération avait au moins un diamètre double de celui de l'ouverture du côté du ventricule droit et s'étendait en outre à environ trois lignes dans l'épaisseur de la cloison où elle avait formé un petit cul-de-sac rempli de concrétions fibrineuses.

Dans un cas de M. Oulmont, le pourtour des orifices n'est pas ulcéré, mais il est comme déchiqueté. La cloison est un peu indurée à leur niveau.

Les perforations congénitales ne présentent point d'altérations concomitantes. Leurs bords sont lisses, minces, transparents.

Leur forme est souvent triangulaire ou semi-lunaire à concavité supérieure, disposition qu'explique très bien le mode suivant lequel s'effectue le cloisonnement des ventricules.

Leur largeur varie de 1 centimètre à 1 centimètre et demi.

Il est fréquent aussi de voir ces perforations s'accompagner d'autres anomalies de développement du cœur. La plus commune est le rétrécissement de l'artère pulmonaire ; celui-ci est même l'origine probable de l'arrêt de cloisonnement des ventricules, le sang trouvant en lui un obstacle continuant à se déverser dans le ventricule gauche directement comme au début de la vie fœtale.

D'autres anomalies coexistent avec les perforations et peuvent éclairer leur origine. Elles consistent dans la transposition de l'aorte et de l'artère pulmonaire, dans leur naissance par un tronc unique, la persistance du trou de Botal, etc., etc.

Tous ces phénomènes sont des plus précieux à connaître, car on peut rencontrer à l'autopsie des perforations accidentelles offrant certains caractères habituels aux congénitales, comme l'aspect lisse du pourtour des orifices au niveau desquels a pu se faire, comme en tout autre point, un travail de cicatrisation.

SYMPTOMES ET DIAGNOSTIC.

Les symptômes de la perforation de la paroi ventriculaire dans l'endocardite ulcéreuse ne presentent aucune netteté. En l'état actuel de nos connaissances, il serait difficile de tirer une conclusion sûre des phénomènes relatés dans les diverses observations que nous avons pu recueillir et le cas que nous avons étudié personnellement, loin d'apporter la certitude sur cette partie de la question, est plutôt en désaccord avec les faits antérieurs.

La brusquerie d'invasion des symptômes, le trouble subit des fonctions cardiaques, la dyspnée, les accès d'oppression, la suffocation portée à son comble, tous ces signes doivent assurément faire songer à une importante altération survenue dans l'appareil central de la circulation.

Mais ils sont insuffisants pour en déterminer la nature.

Il ne nous reste guère que l'auscultation et la palpation pour établir notre diagnostic.

Le frémissement, que l'on perçoit en appliquant la main sur la pointe du cœur, est vibrant, râpeux, parfois d'une violence extrême.

A l'auscultation on entend un bruit fort et étendu, coïncidant avec la systole, se prolongeant pendant le second bruit qu'il masque plus ou moins complètement.

La localisation de ce bruit est difficile à déterminer. On pourrait admettre à la rigueur un siège constant au souffle de la perforation congénitale du septum, puisqu'il procède de conditions immuables liées au fonctionnement naturel du cœur.

Mais, quand il s'agit d'une perforation acquise comme l'est celle de l'endocardite ulcéreuse, les signes stéthoscopiques sont essentiellement variables dans leurs caractères.

Les auteurs ne sont-ils pas déjà en désaccord quant aux données de l'auscultation des perforations congénitales?

Voyons ce qu'en dit M. Gautier du Defaix :

« Depuis les cas où on n'entend rien, jusqu'à ceux où un bruit de souffle râpeux s'est fait entendre, tous les degrés ont été signalés. Cependant, généralement le bruit de souffle est fort et râpeux. Le siège et l'étendue de ce bruit sont variables : tantôt s'entendant à la base, il se prolonge dans les gros vaisseaux ; d'autres fois, couvrant la région précordiale, il s'entend partout avec la même intensité. Si à cela on ajoute que le rétrécissement des artères peut encore produire un bruit de souffle, on verra quelle est l'incertitude de ce signe. »

Voici maintenant l'opinion de M. Roger :

« Un bruit de souffle assez rude est perçu dans toute la région précordiale et au delà ; ce souffle coïncide avec le premier battement qu'il couvre, en se prolongeant jusqu'au second bruit, lequel n'est entendu que par intervalle. Le maximum de ce souffle existe à la base du cœur, plus près du sternum et de la moitié droite de l'organe ; quand les battements cardiaques sont plus violents, le bruit normal s'exagère et devient presque piaulant. D'ailleurs il ne se prolonge pas dans les vaisseaux du cou. »

Pour M. Roger, le souffle au premier temps, avec maximum à la base est bien le signe d'une communication interventriculaire, et il résulte du passage du sang à travers cet orifice anormal.

Gubler, dans un cas analogue, a également entendu un bruit systolique de la base. Mais il l'interprète différemment.

« On ne trouve à l'orifice aortique aucune lésion qui puisse expliquer le souffle au premier temps, reconnu pendant la vie. Les trois valvules sigmoïdes sont saines et le bouchent complètement en se fermant. Il y a entre les deux ventricules une ouverture qui peut admettre les deux doigts. Quant à l'artère pulmonaire, elle était également rétrécie. » (Gubler. Comptes rendus des séances de la Société de biologie, 1861, p. 279.)

Or, Gubler explique le souffle par ce fait que l'aorte, recevant à la fois le sang des deux ventricules se trouvait être d'un calibre insuffisant.

Pour lui donc, le bruit de souffle au premier temps et à la base se produit à l'un des orifices de la base du cœur et nullement au niveau de l'orifice de communication.

Il y a évidemment là une cause d'erreur et celle-ci doit être exagérée encore dans le cas de perforation accompagnant l'endocardite ulcéreuse. Dans ce cas, en effet, en raison de l'extension des lésions à plusieurs régions valvulaires, l'auscultation peut devenir d'une très grande complexité et ne donner que des résultats obscurs.

C'est ce que M. Duroziez a parfaitement fait ressortir.

Dans un cas de perforation interventriculaire, l'auscultation ne pouvait lui être d'un grand secours pour le diagnostic, l'insuffisance aortique voisine y apportant quelque gêne avec son double bruit de souffle. Mais il se demande si la communication anormale ne donnait pas lieu, elle aussi, à un double bruit de souffle. La question lui paraît difficile à résoudre, comme dans un autre fait qu'il rapporte en ces termes :

« MM. Charcot et Vulpian ont publié, dans les mémoires de la Société de biologie (1861), une observation de perforation de la tricuspide doublée d'une perforation interventriculaire ; il y avait un double souffle au niveau de la partie moyenne du cœur, double bruit que ces médecins rapportent à l'orifice de la tricuspide, et qu'il me semble tout aussi naturel de rapporter à la communication anormale. »

En présence de ces diverses interprétations et des résultats dissemblables qu'ont obtenu les observateurs dans l'étude de la localisation du souffle determiné par la perforation de la paroi des ventricules, nous ne saurions lui assigner un foyer d'asucultation limité.

Tandis que pour les uns, il a son maximum à la pointe et se propage assez loin de la région précordiale, pour les autres, il est exactement limité au troisième espace intercostal et ne s'étend ni à droite ni à gauche.

Ce qu'il faut retenir pour le diagnostic, c'est que le

souffle déterminé par le passage du sang à travers une perforation cardiaque ne saurait être que systolique.

Mais ce symptôme isolé ne peut suffire à caractériser une perforation. Une insuffisance mitrale, éclatant tout à coup au cours d'une endocardite ulcéreuse par déchirure d'une valve ou saillie d'une végétation, donnera exactement le même bruit à l'oreille.

Il est donc nécessaire de ne pas se baser uniquement sur les signes stéthoscopiques pour obtenir la solution du problème.

L'examen du pouls nous paraît négligeable pour le diagnostic de la perforation.

Les palpitations, la douleur précordiale, n'ont pas plus de valeur, car on les rencontre dans nombre d'affections cardiaques.

Reste la cyanose, dont l'importance séméiologique nous paraît indiscutable, quoique nous n'en ayons recueilli que trois exemples. L'établissement de ce symptôme est, ce nous semble, un bon signe de perforation de la cloison. Pour ce qui est de son interprétation, et sans rapporter ici tout ce qui a été dit sur les causes de la cyanose, nous devons dire que le mélange des deux sangs n'a rien à voir avec sa production.

Cette théorie, aujourd'hui démontrée fausse par des faits nombreux et indiscutables, n'aurait pas besoin d'être invoquée, même si elle avait encore quelque crédit pour expliquer les phénomènes présentés par notre malade.

La cyanose a été chez lui le résultat de l'obstacle subit apporté au fonctionnement déjà très défectueux du cœur, de la gêne dans la circulation du sang, comme celle qui survient dans la période asystolique des affections valvulaires du cœur, celle qui se montre chez certains phthisiques.

Mais est-ce bien, dira-t-on, de la cyanose véritable ? La coloration est-elle aussi nette que chez les enfants ?

Nous répondrons affirmativement, nous appuyant d'ailleurs sur ces paroles de Ferrus :

« La coloration en bleu des tissus est quelquefois tout aussi marquée chez les vieillards atteints de maladies du cœur, sans communication entre les cavités de cet organe, qu'elle peut l'être chez les enfants dont la circulation est restée, après la naissance, dans des conditions presque analogues à ce qu'elle était pendant la vie fœtale. »

D'autre part, Laënnec a écrit : « Plusieurs maladies du poumon, l'emphysème spécialement, déterminent une cyanose aussi prononcée et aussi étendue que certaines maladies du cœur. »

De ce qui précède, il résulte que la cyanose ne saurait être un symptôme constant de la perforation interventriculaire, puisque le mélange des deux sangs n'est pour rien dans sa production,et qu'il lui faut, pour s'établir, un ensemble de conditions spéciales. Mais c'est un signe bon à connaître, et lorsqu'on trouve, dit M. Duroziez, chez un individu atteint d'insuffisance aortique, l'absence de tout œdème, et une cyanose ecchymotique, on peut penser à une communication entre les deux ventricules.

PRONOSTIC

« Le danger de l'endocardite ulcéreuse, dit M. le professeur Laboulbène, dans son traité d'anatomie pathologique, est à la fois dans la production des embolies et la perforation des tissus cardiaques. »

Les conséquences des ulcérations de l'endocarde sont en effet d'une extrême gravité, lorsqu'elles portent sur la paroi de séparation des deux cœurs. Si les perforations de cette paroi sont conciliables avec une existence assez longue, lorsqu'elles datent de la naissance ou même lorsqu'elles résultent de certains traumatismes (fait de Mühlig), il n'en est pas de même lorsqu'elles atteignent un organe déjà lésé et dans le cours d'une affection essentiellement grave.

Les désordres locaux, qui résultent de la perforation d'un point de la paroi interventriculaire, retentissent bientôt sur la circulation générale et sont incompatibles avec la vie.

Si les perforations de la cloison dans l'endocardite ulcéreuse n'étaient pas fatalement et rapidement mortelles, elles seraient susceptibles de déterminer la production de lésions secondaires diverses.

Nous avons rencontré un cas où la projection du sang d'une cavité dans une autre a déterminé la formation d'une plaque d'endocardite dans un point de la paroi incessamment frappé par l'ondée sanguine.

Lorsque la perforation du cœur droit siège au-dessous de l'insertion de la valvule tricuspide, celle-ci peut subir une dilatation anévrysmale, au point de la valve faisant face à l'ouverture. Thurnam et Pereira en ont rapporté chacun un exemple.

Mais ces sortes d'altérations n'ont qu'un intérêt restreint, car elles se montrent dans des cas absolument graves et où il ne reste aucun espoir de guérison.

OBSERVATIONS

OBSERVATION II.

Endocardite ulcéreuse (Hirtz).

Bulletins de la Société anatomique, janvier 1875.

Pièce provenant d'un jeune homme de 24 ans, ébéniste, couché au n° 32 de la salle Saint-Augustin, hôpital Saint-Antoine, service de M. Brouardel.

L'histoire clinique a été négligée. M. Brouardel n'a vu le malade que quelques jours. Il diagnostiqua une endocardite et en même temps une insuffisance mitrale et aortique.

Le malade mourut le 2 janvier dans un état adynamique.

Autopsie. — Infarctus de la rate, couleur chamois avec liséré vasculaire. Foie gras. Reins sains. Le poumon droit contient des noyaux d'apoplexie disséminés.

Cœur. — Liquide dans le péricarde. Pas de péricardite. Insuffisance énorme de la valvule mitrale. Sur les deux valves, végétations en forme de choux-fleurs adhérentes au bord libre.

Végétations analogues sur le bord libre des sigmoïdes aortiques et des valvules sigmoïdes de l'artère pulmonaire.

La valvule tricuspide ne présente rien d'anormal.

A la partie supérieure de la cloison interventriculaire, immédiatement au-dessous de la surface convexe des valvules sigmoïdes de l'aorte, on voit un orifice à bords ulcérés et déchiquetés.

Cet orifice mène, par un trajet creusé dans la cloison, dans l'infundibulum du ventricule droit, immédiatement au-dessous des valvules sigmoïdes de l'artère pulmonaire.

Observation III.

Rhumatisme articulaire subaigu ; endocardite ; phénomènes typhoïdes pneumonie.

Autopsie : Ulcérations de l'endocarde. Anévrysme d'une valvule sigmoïde ayant fusé dans la paroi interventriculaire et dans une valve de la mitrale. Thèse Caubet, 1872.

Résumé :

Le nommé R... Eugène, 23 ans, commis épicier, entré le 27 janvier à Necker, service de M. Laboulbène, salle Saint-André, n° 7.

Ce malade a été atteint de dysentérie pendant la guerre, puis de rhumatisme aigu. Rentré à Paris, il exerce une profession pénible, fait des excès alcooliques, contracte une blennorrhagie.

Un peu après, il ressent des douleurs dans le cou-de-pied, son état général devient mauvais. Il entre à l'hôpital, prostré, dans un état typhoïde avec adynamie et température élevée.

Une pneumonie l'emporte au bout de quarante-huit heures.

A l'autopsie, outre les lésions pulmonaires, on constate les altérations suivantes :

Deux des sigmoïdes aortiques sont légèrement épaissies. Au niveau de la troisième et au-dessous d'elle, il existe une surface végétante, anfractueuse, de trois centimètres de large sur deux de haut.

Cette large surface ulcéreuse et végétante a un fond granuleux qui correspond à la paroi intraventriculaire.

Ce fond forme une saillie mamelonnée dans le ventricule droit, près du bord adhérent de la tricuspide.

Observation IV.

Endocardite aiguë ayant amené en trois semaines la formation d'un anévrysme de la cloison interauriculaire et de deux anévrysmes secondaires proéminents dans chaque oreillette.

Peyrot. Bulletins Soc. anat., 1874.

Résumé.

Symptômes. — Anxiété horrible. Extrémités supérieures refroidies. Asphyxie progressive.

18 janvier. Lèvres décolorées, un peu cyanosées.

Le 19. Souffle rude, râpeux, au premier temps, dans toute l'étendue du cœur, surtout à la pointe.

Au deuxième temps et à la base, souffle faible.

Endocardite ulcéreuse diagnostiquée.

Le 20. Cyanose. Mort.

Autopsie. — La moitié gauche de l'orifice aortique est déchiquetée.

Végétations sur les sigmoïdes et l'endocarde. Un seul des trois replis est déchiré en lanière, celui qui touche à la mitrale.

Celle-ci présente aussi des végétations.

Il existe une cavité anévrysmale dans l'épaissseur de la cloison interauriculaire.

Cet anévrysme fait communiquer l'oreillette gauche avec le ventricule gauche.

La paroi droite de la cavité anévrysmale porte du côté du cœur droit une végétation du volume d'une noisette. On peut y découvrir un pertuis très fin.

Par la suite une deuxième communication assez large eut pu s'établir contre l'oreillette droite et le ventricule gauche par ce second anèvrysme.

Observation V.

Endocardite du septum et anévrysme interventriculaire. Perforation de la cloison. — Endocardite de l'infundibulum.

Talamon. Bull. Soc. anat., avril 1879.

Z... âgé de 38 ans, comptable, entré le 6 mars 1879, à la Maison de santé, service de M. Lecorché.

Etat de subdelirium qui rend l'interrogatoire presque impossible.

D'après les renseignements obtenus de son beau-frère, une de ses sœurs est morte d'affection cardiaque.

Lui-même a eu dans l'enfance une maladie de cœur, suivie de palpations qui ont disparu vers l'âge de 18 à 20 ans.

Il ne serait malade que depuis trois mois, mais aurait continué à travailler jusqu'au commencement de février.

Obligé alors de s'arrêter, il est entré à l'hôpital Ménilmontant. Il avait les jambes et le ventre enflés. Là, régime lacté et digitale.

Depuis cinq ou six jours, des taches de purpura ont apparu sur les jambes.

Etat actuel. — Facies creusé, jaunâtre, terreux. Tout le corps offre cette même coloration jaunâtre. Œdème des membres inférieurs. Ascite abondante. Tuméfaction du ventre et fluctuation nette; hydrothorax double. Taches de purpura violettes, grandes comme des lentilles, des piqûres de puce, sur les mollets, les cuisses, les avant-bras.

Orthopnée. Respiration haletante. Toux rare. Râles muqueux et sous-crépitants, plus abondants à droite. On entend dans la région précordiale, un souffle systolique excessivement rude.

Ce souffle se limite exactement à la partie moyennne du sternum, au niveau du troisième espace intercostal. Il ne se prolonge ni à droite, ni à gauche.

Les bruits aortiques sont nets. A la pointe et dans l'aisselle, on perçoit les bruits normaux du cœur.

Foie et rate très gros.

Urines rares, de couleur jaunâtre. Albumine.

Le malade meurt à 11 heures du matin.

Autopsie. — Symphyse cardiaque complète. Adhérence intense des deux feuillets du péricarde dans toute leur étendue.

Impossibilité de séparer le feuillet pariétal du myocarde.

Cœur volumineux, mou, s'aplatit sur la table. Très élargi transversalement.

Pointe mousse et arrondie.

Ventricule gauche rempli de caillots cruoriques.

Les parois mesurent 18 millimètres d'épaisseur.

La valvule mitrale est un peu épaissie par places. Mais il n'y a ni insuffisance, ni rétrécissement de l'orifice.

Aorte saine.

Valvules sigmoïdes normales.

La circonférence de l'orifice aortique est de 70 millimètres.

Cœur droit. — Oreillette remplie par un caillot fibrino-cruorique.

Un caillot fibrineux et dense est intriqué entre les deux valves de la tricuspide.

Ces deux valves sont d'ailleurs souples et normales.

Infundibulum obstrué par un caillot gros comme le pouce, d'apparence ancienne, formé de fibrine gris-rougeâtre. Ce caillot est creusé d'une cavité centrale, pouvant loger une noisette et remplie d'un liquide louche.

Le caillot enlevé, on trouve l'endocarde de la base de l'infundibulum très épaissi, et comme hérissé de petits grumeaux de fibrine adhérente tout à fait analogue à l'exsudat de la péricardite.

Cette endocardite occupe une hauteur de trois centimètres et une largeur de deux centimètres, c'est-à-dire toute la moitié externe du canal de l'infundibulum.

L'endocarde du reste du ventricule droit est absolument normal. L'orifice pulmonaire n'est pas altéré, non plus que les sigmoïdes. L'artère pulmonaire ne contient qu'un peu de sang coagulé.

En face de cette plaque d'endocardite végétante, sur la paroi interne, juste au-dessus du point où s'insère le petit groupe isolé du tendon de la tricuspide, existe une perforation, un véritable trou d'un demi-centimètre de diamètre, percé dans la cloison interventriculaire, qui n'est plus représentée à ce niveau que par une sorte de diaphragme aminci, jaunâtre, comme parcheminé.

Ce trou conduit dans une cavité arrondie, pouvant loger un haricot, creusée dans la base de la paroi interventriculaire.

La cavité est nettement limitée, tapissée par une membrane jaunâtre ; elle est vide et ne contient ni sang, ni caillot.

L'orifice du côté du ventricule gauche est beaucoup plus large que l'orifice qui donne sur le ventricule droit. Il a un centimètre de diamètre.

L'endocarde au pourtour est aussi jaunâtre et épaissi.

Observation VI.

Endocardite ulcéreuse.

Observation lue par M. Hérard à la Société médicale des hôpitaux, 10 mai 1865.

11 avril. Une jeune fille de 20 ans se présente à la consultation. Elle était atteinte, au moment ou elle venait réclamer son admission, d'un violent frisson.

Sa physionomie était si profondément altérée et portait une telle empreinte de souffrance, que je n'hésitai pas à la recevoir immédiatement, persuadé qu'il ne s'agissait pas d'un accès de fièvre intermittente. Un tel frisson devait cacher quelque maladie grave et insidieuse. Nous eûmes bientôt la preuve qu'il ne pouvait être question de l'intoxication palustre. En effet, les mêmes accidents s'étaient renouvelés plusieurs fois dans la journée. Le stade de sueur avait manqué. Il n'y avait pas eu d'apyrexie franche. D'ailleurs, le récit de la malade éloignait complètement cette supposition.

Elle racontait qu'elle avait toujours joui d'une bonne santé. Deux semaines environ avant son admission, ayant pris un bain très chaud, elle se sentit saisie quelques heures après de frisson, de céphalalgie et de douleurs dans les jambes. Pendant toute la nuit, elle ressentit des frissons qui, le lendemain, furent remplacés par une chaleur fébrile intense. Elle garda ainsi le lit pendant cinq à six jours, et, durant ce temps, elle se plaignit de douleurs aiguës dans les membres supérieurs et inférieurs au niveau des articulations. En même temps, elle éprouvait une céphalalgie continuelle parfois très intense et des accès de fièvre irréguliers précédés ou non de frisson. L'appétit est complètement perdu.

Au bout de cinq à six jours, les douleurs articulaires bien manifestement rhumatismales diminuèrent à ce point que la malade put se lever. Mais les frissons, la fièvre, la céphalalgie et un sentiment très marqué de prostration l'obligèrent de nouveau à prendre le lit. Elle resta dans cet état jusqu'à son entrée à l'hôpital. Notons toutefois durant cette période l'apparition d'un nouveau symptôme, la diarrhée.

Le 12. Nous trouvâmes la malade dans l'état suivant: face pâle, jaunâtre, profondément altérée. Regard inquiet, abattement, céphalalgie intense, sensation très pénible de poids au creux épigastrique, articulations libres, non tuméfiées, mais douleurs à la pression dans les masses musculaires de la cuisse et du bras. Inappétence absolue. Langue jaunâtre, sans rougeur à la pointe ou sur les bords. Pas de ballonnement du ventre. Pas de sensibilité. Pas de taches lenticulaires. La diarrhée a cessé depuis quelques jours. Le pouls est petit, fréquent, mais la peau n'est pas chaude. Toux légère. Pas d'albumine dans les urines. L'examen du cœur démontre l'existence d'un bruit de souffle au premier temps, rude et perçu dans une grande étendue de la région précordiale.

Voici maintemant quels furent les phénomènes observés durant le cours de la maladie et l'ordre dans lequel ils se sont succédé.

Du côté de la circulation, nous notons d'abord le pouls à 85 pulsations par minute, pulsations présentant ceci de remarquable qu'elles étaient accouplées deux à deux avec un intervalle régulier entre chaque pulsation, la seconde étant un peu plus faible que la première. Plus tard le pouls monte à 150, puis redescend à 95, 100 en présentant une nouvelle irrégularité. Les pulsations sont réunies trois à trois, quatre à quatre, chaque groupe de pulsations restant séparé par un intervalle régulier.

Le 21. Le Pouls monte subitement à 160 et reste pendant trois jours à ce chiffre véritablement effrayant. Il est alors d'une petitesse extrême. On comprend que le cœur lutte contre quelque obstacle interne ; puis graduellement le chiffre s'abaisse à 150, 140, 120, 100, et il oscille pendant les quatre ou cinq derniers jours de la vie entre 100 et 110, mais alors plus plein, dépressible, sans dicrotisme marqué.

En appliquant l'oreille sur le cœur, nous percevons en même temps une forte impulsion, un bruit de souffle rude, râpeux au moment de chaque systole. Pendant toute la durée de la maladie, nous avons constaté ce bruit de souffle. Il s'entendait dans une grande étendue de la région précordiale, plus prononcé à la région précordiale qu'à la point

Les symptômes généraux ont peu différé de ceux que nous avons indiqué déjà. Il ont été seulement en s'aggravant, et quelques autres nouveaux s'y sont joints à une période plus avancée. La face a été presque constamment pâle, jaunâtre, contractée ; rarement elle nous a présenté cette injection qu'on remarque dans les fièvres continues. Du côté de la tête, nous avons noté la persistance de la céphalalgie, le plus souvent frontale, une agitation et un délire nocturne dans la seconde moitié de la maladie, de l'insomnie, des idées tristes, des pressentiments sinistres, une sensation de prostration très accusée, peu de troubles du côté des sens, pas d'épistaxis.

Les frissons ont été le symptôme dominant et vraiment caractéristique de l'affection ; il se sont reproduits presque tous les jours, quelquefois, deux fois par jour avec une intensité variable, souvent excessive, sans périodicité marquée ; la chaleur succédait le plus ordinairement au froid ; elle était rarement suivie de sueur.

La rate ne paraissait pas sensiblement augmentée de volume. La langue a été constamment assez humide, sans enduit épais, sans rougeur des bords ni de la pointe. L'inappétence avait été absolue pendant toute la maladie ; les vomissements se sont montrés avec fréquence dans le dernier septénaire; la diarrhée a été un des phénomènes les plus remarquables tant par son abondance que par sa continuité ; les selles étaient verdâtres, rendues à la fois involontairement. Le ventre de plus en plus ballonné, et sensible à la pression dans différents points de son étendue, a présenté des sudamina, mais point de taches lenticulaires, ni de pétéchies. La toux, faible au début, a été, de jour en jour, plus fréquente et plus douloureuse. Les crachats d'abord blanchâtres, aérés, sont devenus plus tard un peu visqueux et légèrement sanguinolents ; à l'auscultation nous perçûmes des râles sous-crépitants à la base du poumon gauche où la percussion dénotait l'obscurité du son ; plus tard ces râles envahirent le côté droit et enfin, dans les derniers jours, nous crûmes distinguer un léger souffle tubaire avec quelques râles humides en arrière au sommet de ce même côté. En même temps, la dyspnée alla chaque jour en augmentant ainsi que l'anxiété précordiale et épigastrique ; dans les derniers jours, l'anhélation devint extrême, la peau se refroidit, prit une teinte légèrement violacée, et le malade succomba aux progrès de l'asphyxie, quinze jours après son entrée à l'hôpital.

Autopsie. — Le péricarde est distendu par un épanchement séro-purulent assez abondant et les deux feuillets de cette membrane séreuse sont tapissés par une couche épaisse de fausses membranes récentes. Le cœur a un volume à peu près normal. Son tissu est mou, de couleur jaunâtre, et l'examen microscopique montre les fibres musculaires remplies de granulations graisseuses.

Le ventricule gauche étant ouvert, on aperçoit au niveau de l'une des valvules sigmoïdes de l'aorte une ulcération anfractueuse qui établit une communication anormale entre la partie avoisinante de l'oreillette droite ; les bords de cette plaie vue du côté du ventricule sont sinueux, irréguliers et recouverts de végétations fibrineuses plus ou moins saillantes. La valvule sigmoïde qui se trouve immédiatement au-dessus de l'ulcération est amincie et perforée en plusieurs points ; les autres valvules sont saines, ainsi que l'aorte et les autres parties du cœur gauche.

Du côté de l'oreillette droite l'ouverture est plus petite, plus régulière ; les dépôts fibrineux moins prononcés. Au-dessus de cet orifice faisant saillie dans l'intérieur de l'oreillette existe une petite tumeur sanguine de la grosseur d'une cerise ; cette tumeur aboutit au canal de communication ci-dessus décrit, ainsi qu'un autre tumeur également sanguine, mais beaucoup plus volumineuse et située dans l'espace cellulaire, qui unit l'oreillette à l'aorte. Il semble que l'effort continu du sang à traverser la perforation de l'endocarde ait refoulé les tissus au-dessus de cette plaie fistuleuse et produit en quelque sorte un double anévrysme.

Les deux poumons sont œdémateux, congestionnés.

Foie petit, mou, en dégénérescence graisseuse commençante ; périhépatite localisée.

Rein flasque et petit.

Le foie, la rate et les reins ne renferment aucun infarctus.

Observation VII.

Castelnau. Archives de médecine.

Mémoire sur la goutte et le rhumatisme.

Résumé.

Jeune fille, 21 ans, ouvrière en châles, entre à Cochin, service de M. Briquet, le 11 avril 1841.

Douleurs rhumatismales.

Accouchée heureusement il y a deux mois. A, le jour de son entrée, un crachement de sang peu abondant.

Il y a trois jours, dyspnée subite qui a persisté.

12 avril. Sonorité et respiration normale en avant. En arrière, à droite et en haut, respiration bronchique et ralentissement de la voix. Expectoration peu abondante, visqueuse et colorée en rouge.

Pâleur de la peau. Facies grippé. Céphalalgie. Dyspnée considérable. 52 inspirations et 50 pulsations. Pouls mou. Peau peu chaude, humide.

3 h. après midi. Dyspnée d'une violence extrême. La malade est assise sur son lit; la face et les mains sont violacées. Yeux saillants et injectés; bouche entr'ouverte cherchant à aspirer de l'air.

Morte au bout de deux minutes.

Autopsie. — Articulations : un peu de synovie dans les genoux.

Poumons. — Congestionnés, noirs, à peine crépitants, et pourtant pénétrés d'air, sauf quelques points très circonscrits au sommet droit.

Cœur. — A la partie supérieure de la cloison interventriculaire, au-dessous d'une des valvules sigmoïdes, saillie d'environ cinq lignes, formée par un caillot fibrineux, gris jaunâtre, dense et résistant, paraissant déjà ancien ; on trouve cependant à son centre une portion, moindre qu'un pois, de sang encore noir, mais dur et sans humidité.

En détachant avec soin ce caillot qui est très adhérent, mais pas assez pourtant pour ne pouvoir pas être enlevé sans déchirure, on voit l'orifice d'un canal qui se dirige à travers la cloison ventriculaire vers les cavités droites; cet orifice a un pouce de diamètre, les bords en sont déchiquetés; il commence à la base d'une des valvules aortiques qui est rongée de manière à être réduite à une lanière d'une ligne de large, adhérente par ses deux extrémités; ce qui en reste est parfaitement sain, elle paraît avoir été découpée par sa base. Les bords de l'orifice sont déchiquetés. Il y a cependant un endroit où ce bord est lisse dans une étendue de deux lignes et paraît formé par le prolongement de l'endocarde; cette portion lisse correspond à une surface de neuf lignes carrées également lisses, faisant partie du conduit perforant. Quant à ce conduit lui-même, il se dirige en se rétrécissant du côté de la valvule tricuspide dont il intéresse le bord adhérent, et s'ouvre par un orifice de cinq lignes de diamètre dans l'oreillette et le ventricule droit, de manière à ce que les deux tiers se trouvent dans l'oreillette et l'autre tiers dans le ventricule.

Les bords de cet orifice sont partout déchiquetés et entourés d'une zone rouge d'une ligne de large, contrairement à ce qui a lieu pour l'orifice gauche.

La surface du conduit est déchiquetée comme les bords de ses orifices, exception faite de la surface lisse indiquée. Le caillot qui remplit cette perforation se prolonge vers le bord ulcéré des valvules intéressées, en sorte qu'il ne paraît pas qu'il put y avoir insuffisance pendant la vie. On rencontre sur plusieurs points du canal de très petits lambeaux, d'une espèce de membrane très mince et translucide, quelquefois entièrement détachés des parois, quelquefois y adhéran par un pédicule excessivement mince.

Le fond sur lequel repose l'ulcération n'est ni ramolli, ni induré, ni modifié dans sa couleur. En un mot, le tissu du cœur y offre, comme ailleurs, tous les caractères de l'état sain. Les orifices du cœur, ainsi que le péricarde, sont dans un état parfaitement normal.

Observation VIII.

Lésion multiple du cœur (insuffisance et rétrécissement des orifices aortique et mitral, communication interventriculaire. — Polype fibro-crétacé).

Par le Dr P. Duroziez, ancien chef de clinique de la Faculté.

Banna, âgé de 43 ans, commissionnaire, entre à la Charité le 28 septembre 1857, et en sort en 1868. A 31 ans, il a une première attaque de rhumatisme articulaire aigu, en apparence peu grave; il ne garde le lit que quinze jours; il n'a pas de fièvre; il se remet bien. A 33 ans, il a une seconde attaque pour laquelle il ne garde même pas le lit. A 35 ans, il contracte dans la Meurthe une fièvre tierce qui dure quinze jours. A 36 ans, un nouvel accès dure dix jours, A 38 ans, il est alité cinq à six semaines pour une fièvre typhoïde? et ne se remet plus. Il n'interrompt son travail qu'à 40 ans, à cause des battements de cœur et de l'enflure des jambes.

A l'entrée, le pouls est à 48, irrégulier, inégal, tendu; le cœur est très gros. La main perçoit un beau frémissement au second temps au niveau de la moitié inférieure du cœur; parfois il semble qu'on entend à la pointe un triple bruit, avec un souffle au commencement et un grondement à la fin; à la pointe seulement on trouve un souffle net au premier temps; un souffle au second temps existe depuis le second espace intercostal droit jusque vers la pointe; froissement peu marqué, diffus, général; râle sous-crépitant aux deux bases; foie gros; urine louchie par l'acide nitrique et éclaircie par la chaleur.

1er octobre. Pouls un peu irrégulier, assez raide, à 60; claquements assez nets de droite et de gauche. A droite, souffle peu prolongé au second temps; à la pointe, souffle au premier temps suivi d'un triple claquement suivi d'un roulement.

Le 8 Pouls à 52; quelques irrégularités. Trace de triple bruit avec ronflement à la fin.

Le 10. Pouls à 52) assez régulier. Douleurs en ceinture au niveau du foie. Deux rhythmes, un à droite, un autre à gauche. A droite deux temps simples, à gauche dédoublement des temps.

Le 31. Vers la pointe, le souffle au second temps a lieu sous la forme d'un grondement.

Le dédoublement du second claquement est mal marqué.

Double souffle intermittent crural.

14 janvier 1858. Différence remarquable entre les deux côtés du cœur. A droite, souffle au second temps en jet de vapeur. A gauche, second souffle ronflant. Cyanose. Nez bleu et rouge.

3 février. A la pointe, souffle ronflant, prolongé, limité; on l'entend surtout en un point qu'il faut chercher.

On perçoit toujours mal le dédoublement du second claquement.

Figure très cyanosée.

1er avril. Pouls à 64, irrégulier, inégal. Cœur considérable. Deux mouvements, un premier à la pointe et un second ondulant, frémissant dans l'espace situé au-dessus de la pointe. En bas du sternum, souffle au second temps; sur le ventricule gauche ronflement pendant le second temps.

Bruit péricardique surajouté. Lèvres violettes.

Le 8. Pouls à 76, 80, inégal, irrégulier. Le malade étant couché sur le dos la matité précordiale mesure 19 centimètres du troisième espace intercostal gauche, contre le sternum à la pointe (longueur du ventricule gauche).

Le malade étant couché sur le côté droit, la pointe rentre de 4 centimètres.

Le malade étant couché sur le côté gauche, la pointe s'élève et s'avance d'un centimètre plus en dehors que pour le décubitus dorsal.

Cyanose considérable.

Pas de souffle au premier temps. Considérable à la pointe. Ronflement au second temps. Frémissement vibratoire profond.

4 juillet 1858. Pouls à 36, irrégulier. La matité précordiale mesure 10 centimètres du troisième espace intercostal à la pointe, et 15 à 16 verticalement,

La pointe bat dans le sixième espace intercostal, à 6 centimètres en dehors du mamelon. Dans le sixième espace, on voit la pointe battre en avant au premier temps, puis se retirer; dans le cinquième espace, il semble que le premier mouvement se fasse en arrière; puis survient une trépidation en rapport avec le frémissement cataire que l'on perçoit à la main au second temps. On entend un double souffle au niveau du sternum; le second étant de baaucoup le plus fort, et suivant la ligne de l'insuffisance aortique. Le premier claquement est difficile à percevoir, soit à droite, soit à gauche; pas de triple claquement; le second bruit est profond, ronflant; double souffle intermittent crural; toujours même cyanose; les jambes n'enflent pas depuis cinq à six jours; peu d'oppression.

6 octobre. Toujours souffle double à droite en bas du sternum, communication par le trou de Galien (dit de Botal).

Le 13. Peu d'impulsion du cœur; on le sent à peine, on le voit à peine; la main sent sur la moitié inférieure du cœur un frémissement très fin au second temps; on entend les claquements assez bien frappés sur la ligne inférieure du cœur, l'oreille à distance; l'oreille approchée entend à gauche une sorte de grondement au second temps, qui devient soufflant vers le sternum; double souffle crural; à peine un peu d'œdème des pieds le soir, disparaissant très facilement; pas d'œdème des mains; aucun épanchement.

10 février 1859. Même souffle au second temps sur toute la surface du cœur; deux bruits à droite, trois à gauche; pas de souffle en jet de vapeur au premier temps; pouls inégal; rudiments de double souffle dans la crurale; cyanose ecchymotique.

25 juillet. figure piquetée, pointillée de noir, cyanique, premier claquement nul : frémissement vibratoire très beau au second temps; bruit de bombe un peu moins marqué.

17 août. Trois bruits bien distincts et même quatre à gauche; à droite, long souffle au second temps.

Le 24. Grand souffle d'aspiration, sourd, bruyant; bruit de bombe dans le lointain à gauche, au second temps.

19 décembre. Frémissement modéré au second temps; pouls régulier.

Autopsie, — Cœur volumineux; quelques adhérences laches et anciennes du péricarde vers la base du cœur; rétrécissement avec induration et insuffisance probable de la valvule mitrale; obstruction incomplète de l'orifice aortique par un polype fibrineux ovoïde, très ancien, fixé dans les colonnes charnues, avec tête arrondies tenant écartées les valvules sigmoïdes, et les rendant par suite insuffisantes. Le tissu de ce polype est comme fibroïde, jaunâtre. et contient dans ses mailles de petites concrétions calcaires.

Il y a, en outre, une communication interventriculaire, ronde, à bords mousses, et du diamètre d'une large lentille à la partie supérieure de la cloison.

CONCLUSIONS

1° Les perforations de la cloison, consécutives à l'endocardite ulcéreuse, peuvent se rencontrer en tous les points de cette cloison. Mais leur siège ordinaire est l'espace membraneux de la partie supérieure du septum.

2° Elles reconnaissent pour cause, soit un anévrysme, soit une endo-myocardite aiguë.

3° Les perforations déterminées par l'endocardite ulcéreuse ont des caractères anatomiques spéciaux qui permettent de les différencier des perforations congénitales.

4° Leur symptomatologie est mal définie. L'auscultation ne fournit que des données incertaines. La cyanose peut, dans certains cas, être un bon élément de diagnostic.

PLANCHE I.

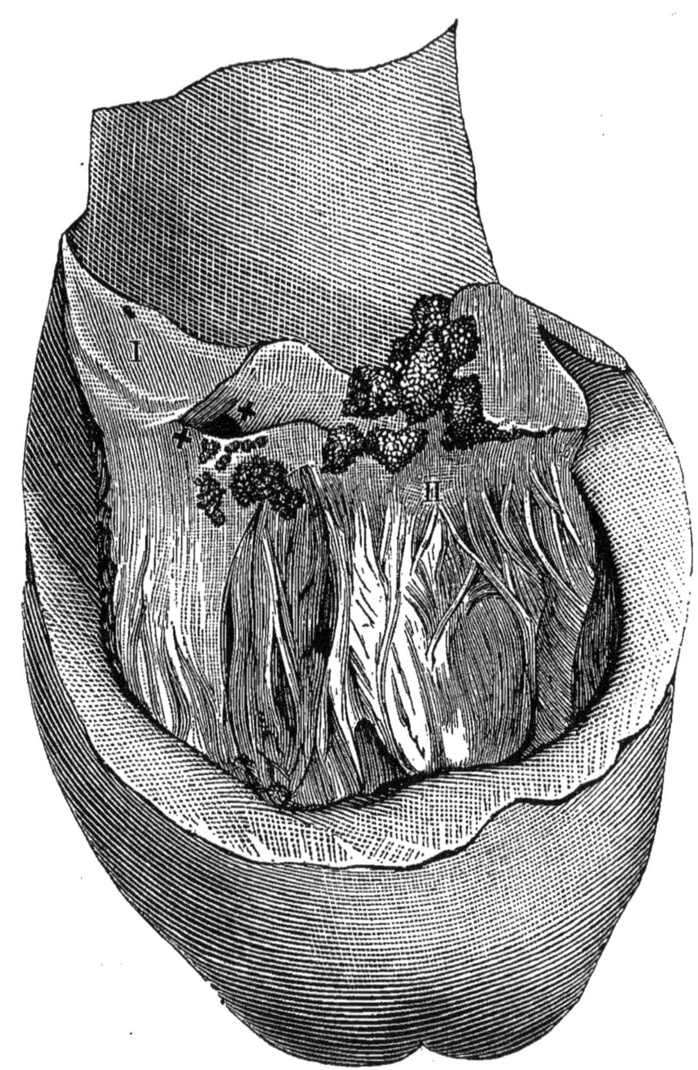

Ventricule gauche ouvert et étalé.

+ + Perforation faisant communiquer les deux cœurs.

I. Sigmoïde saine. — II. Valvule mitrale saine.

H. Fournier del. Girard sc.

PLANCHE II.

Oreillette droite.

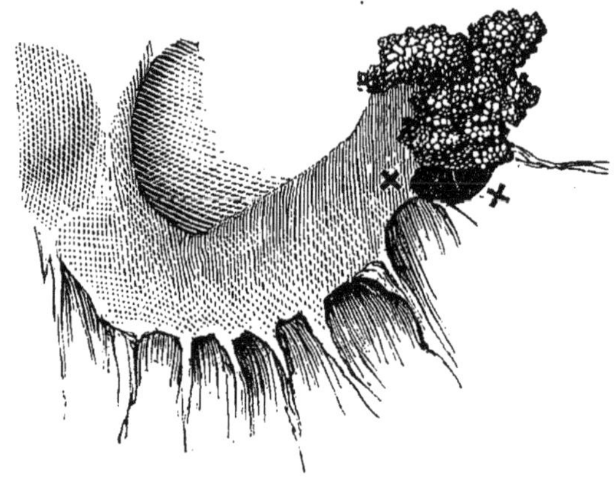

Ventricule droit.

+ + Perforation.

H. Fournier del. Girard sc.

INDEX BIBLIOGRAPHIQUE.

ALVARENGA. — Perforations cardiaques. Gaz. méd. de Paris, 1870.

BUTAUD. — Endocardite ulcéreuse. Th. Paris, 1868.

BOISSEL. — Perforation de la paroi interventriculaire. Th. Paris, 1875.

CAUBET. — Des affections ulcéreuses du cœur. Th. Paris, 1872.

CHARCOT et VULPIAN. — Mémoires de la Société de biologie, p. 205.

CASTELNAU. — Rhumatisme. Suffocation subite. Communication interventriculaire. Arch. gén. de médecine, 1843, 4e série, t. III, p. 304.

DUROZIEZ. — Lésions multiples du cœur. Communication interventriculaire. Gazette hebdomadaire de médecine et de chirurgie, 1863.

FERÉOL. — Union médicale, 1881.

GINTRAC. — Art. Cyanose du Nouveau Dict. de méd. et de chir., t. X.

GUBLER. — Communication interventriculaire chez un adulte. Soc. biol., décembre 1861.

GUILLON. — De la cyanose dans la perforation de la cloison interventriculaire. Th. Paris, 1873.

GRANCHER. — Art. Cyanose du Dict. encycl., t. XXIV, 1re série.

GAUTIER DU DEFAIX. — Communication des cavités droites et gauches du cœur. Th. Paris, 1860.

HIRTZ. — Endocardite ulcéreuse. Bull. Soc. an. de Paris, p. 21., 1875.

HAUSCHKA. — Communication des deux ventricules du cœur. Recherches sur un point de l'anatomie du cœur. Gaz. hebd. 1855.

HÉRARD. — Endocardite ulcéreuse. Soc. méd. des hôpitaux, 10 mai 1865.

JACCOUD. — Endocardite ulcéreuse. Pathol. interne, t. I.

— Endocardite ulcéreuse. Nouveau Dict. de méd. et de chir., t. XIII.

LESAGE DE LAHAYE. — Communication anormale du cœur. Cyanose. Gaz. méd. de Paris, 1844.

LOUIS. — Mémoire sur les communications des cavités cardiaques. Arch. de méd., 1823.

LARCHER. — Anomalies du cœur. Dict. encycl., art. Cœur, t. XVIII, 1re série.

LAENNEC. — Vices de conformation du cœur. Ed. de la Faculté, 1879, p. 824.

OULMONT. — Perforation de la paroi interventriculaire. Cyanose très prononcée dans les derniers temps de la vie.

— Bull. Soc. anat. des hôp., t. III, p. 354.

OGLE. — On ulcérations and anevrisms of the heart. Trans. of path. Soc. of London, 1860.

PARROT. — Pathologie générale du cœur. Art. Cœur du Dictionn. encycl., 18e vol., 1re série.

POTAIN et RENDU. — Pathologie spéciale, ibid.

PEACOCK. — Trans. of path. Soc., 1854, t. V, p. 96.

PELVET. — Anévr. du Cœur. Th. Paris, 1867.

PEYROT. — Endocardite ulcéreuse. Bull. Soc. an., p. 260 et 262, 1877.

ROGER. — Cyanose. Journ. de méd. et de chir. prat., 1866.

TALAMON. — Endocardite du septum. Perforation de la cloison. Bull. Soc. anat., avril 1879.

Paris. — A. PARENT, imp. de la Fac. de médec., A. DAVY, successeur, 52, rue Madame et rue M.-le-Prince, 14.

www.ingramcontent.com/pod-product-compliance
Ingram Content Group UK Ltd.
Pitfield, Milton Keynes, MK11 3LW, UK
UKHW012105240726
13965UKWH00004B/1554

9 782013 551298